RECHERCHES

SUR LES

SYMPTOMES ET LE TRAITEMENT

D'UNE FORME PARTICULIÈRE DU CORYZA

CHEZ LES NOUVEAU-NÉS;

PAR M. E. BOUCHUT,

Professeur agrégé de la Faculté de médecine, médecin de l'hôpital Ste-Eugénie,
chevalier de la Légion d'honneur,
membre de la Société anatomique, de la Société de biologie,
de la Société médicale de Dresde, etc.

LU A L'ACADÉMIE DES SCIENCES DANS LA SÉANCE DU 18 FÉVRIER 1856.

PARIS

TYPOGRAPHIE DE HENRI PLON,

IMPRIMEUR DE L'EMPEREUR,

8, RUE GARANCIÈRE.

1856

OUVRAGES DE L'AUTEUR.

1° Traité des maladies des nouveau-nés et des enfants à la mamelle, 1 vol. in-8° de 912 pages, 1852.

2° Traité des signes de la mort et des moyens d'empêcher les inhumations précipitées, couronné par l'Institut, 1 vol., 1849.

3° Mémoire sur la fièvre puerpérale, couronné par la Faculté de médecine, *Gazette médicale*, 1844, p. 85.

4° Mémoire sur la *phlegmatia alba dolens*, couronné par la Faculté de médecine, *Gazette médicale*, 1844, p. 289.

5° Mémoire sur la coagulation du sang veineux dans les cachexies et dans les maladies chroniques, *Gazette médicale*, 1845, p. 241.

6° Thèse sur les maladies virulentes, concours de l'agrégation en 1847.

7° Mémoire sur les maladies contagieuses, *Gazette médicale*, 1848.

8° Observations sur les bruits du cœur dans le choléra, *Gazette médicale*, 1849.

9° Mémoire sur le choléra des femmes enceintes, *Gazette médicale*, 1849.

10° Mémoire sur le transmission de la syphilis des nouveau-nés à leurs nourrices, *Gazette médicale*, 1850.

11° Mémoire sur les hémorrhagies intestinales des nouveau-nés et des enfants à la mamelle, 1851.

12° Mémoire sur l'hygiène et l'industrie de la peinture à l'oxyde de zinc, *Annales d'hygiène*, 1852.

13° Des méthodes de classification en nosologie : Thèse de concours, 1853.

14° Mémoire sur les fistules pulmonaires cutanées, *Gazette médicale*, 1854.

15° Mémoire sur l'ulcération et l'oblitération de l'orifice des conduits lactifères dans leurs rapports avec la pathologie du sein et l'hygiène des nouveau-nés, 1854.

16° Traité de pathologie générale. (*Sous presse.*)

RECHERCHES

SUR

LES SYMPTOMES ET LE TRAITEMENT

D'UNE FORME PARTICULIÈRE DU CORYZA

CHEZ LES NOUVEAU-NÉS.

Si l'on croyait se faire une idée des symptômes, de la marche et des conséquences du coryza des nouveau-nés par les phénomènes ordinaires de cette maladie chez l'adulte, on tomberait dans une grande erreur. Le nom d'un mal étant le même aussi bien que sa nature, les désordres qui le caractérisent offrent quelquefois de notables différences suivant l'époque de la vie à laquelle ils se montrent. Ainsi en est-il du coryza aux différents âges.

Cette maladie, que l'on néglige et que l'on ne prend guère la peine de combattre, offre une grande importance, et revêt une forme spéciale quelquefois très-grave chez les nouveau-nés. M. Rayer l'a établi dans un travail dont le temps a consacré le mérite, car il est aujourd'hui dans la mémoire de tous les médecins. Mais en indiquant mieux qu'on ne l'avait fait encore les symptômes du coryza infantile, et les difficultés d'allaitement qu'il détermine, cet auteur, un peu limité par le nombre de ses observations, n'a pu faire l'analyse complète et entière de cette maladie. Il a terminé son travail en réclamant de nouvelles observations sur ce point de pathologie, qui lui paraît avoir été décrit d'une manière trop générale. (Rayer, *Note sur le coryza des enfants à la mamelle*, 1820, in-8°.)

Ce vœu est resté stérile. Personne n'a répondu à l'appel ; chacun a reproduit purement et simplement la description donnée par M. Rayer. Je vais essayer d'aller plus loin que cet observateur, et, prenant son travail comme point de départ, d'ajouter quelques faits nouveaux à ceux qui sont déjà connus.

On sait qu'il existe chez les nouveau-nés différentes espèces de coryza : le coryza aigu et chronique, le coryza pseudo-membraneux, le coryza scrofuleux et le coryza syphilitique. Sans retracer ici les caractères particuliers de chacune de ces espèces morbides, puisque je ne fais pas l'histoire complète du coryza, j'appellerai l'attention sur un phénomène qui peut leur être commun à toutes lorsque la maladie est très-grave : c'est l'obstruction des fosses nasales par le mucus et les croûtes formées dans l'intérieur du nez.

Quand cette obstruction existe, le coryza peut devenir suffocant et rapidement mortel. J'en rapporte un exemple. Elle produit la difficulté de l'allaitement indiquée par M. Rayer, puis l'*inanition*, et, ce qui n'a pas encore été signalé, une sorte de *suffocation* et d'*asphyxie* par rétroflexion de la langue. Dans quelques circonstances, la mort a lieu également et par inanition et par asphyxie.

Voici d'abord mes observations.

Obs. I. — *Coryza aigu, asphyxique, d'origine strumeuse. Mort.*

Un enfant de trois semaines m'est présenté avec sa mère, par M. Tourasse, élève en médecine. Cet enfant, dont le père et la mère sont très-délicats et ont offert différentes manifestations de la scrofule, est né un peu avant terme. Il a présenté dès le deuxième jour de sa naissance une ophthalmie catarrhale et un écoulement nasal épais, jaunâtre, accompagné d'éternuments et de sifflement naso-guttural très-prononcé. Confié à une belle et forte nourrice, il ne tetait qu'avec peine et ne saisissait que très-mollement le mamelon. Il quittait le sein presque aussitôt après l'avoir pris, et, sans avoir eu le temps de boire, il se rejetait violemment en arrière pour respirer par la bouche. Lorsqu'on lui désobstruait les narines, il pouvait teter, mais jamais assez longtemps pour faire un bon repas. Quelque soin qu'on prît de lui laver le nez, pour rendre la succion facile et favoriser l'allaitement; quelque précaution qu'on prît de lui donner un supplément de lait coupé au verre ou à la cuiller, l'enfant finit par dépérir très-sensiblement. Les parents en furent alarmés, et vinrent réclamer mon avis.

Je trouvai cet enfant pâle, anémique, amaigri; les chairs molles, froides, ridées des pieds à la tête; la bouche béante, les paupières collées par un faible écoulement purulent, opalin, sécrété par la conjonctive. Son nez, petit, était très-obstrué par des croûtes presque sèches, qui empêchaient incomplétement le passage de l'air, et produisaient un sifflement nasal très-prononcé. L'enfant était obligé de respirer par la bouche. Je le fis teter devant moi; il n'y réussit qu'avec peine, mais il put faire quelques mouvements de déglutition. Je conseillai l'usage extérieur des injections nasales avec de l'eau et du lait tièdes; à l'intérieur, le sirop antiscorbutique, à 15 grammes par jour tous les matins, et pour régime du lait pur à la cuiller.

Trois jours après l'enfant me fut de nouveau présenté dans un état déplorable : le visage altéré, le teint d'un blanc mat, les joues creuses; le nez obstrué, froid; les lèvres pâles et froides; la bouche ouverte; la langue relevée en haut et se portant en arrière, comme une soupape mobile entraînée par le courant d'air de la respiration. Dans cet état, la langue faisait encore obstacle au passage de l'air, et favorisait l'asphyxie. Cet enfant avalait sa langue!

Les extrémités étaient froides, et le pouls avait presque disparu. Les mouvements étaient rares et lents, la déglutition très-difficile, et le cri tellement faible qu'il n'avait aucun retentissement; on le voyait crier, mais on ne l'entendait pas.

Je conseillai de maintenir la langue abaissée avec une lamelle d'ivoire; je fis désobstruer les narines et ordonnai l'administration de 5 centigrammes d'iodure de potassium dans un julep gommeux.

Cet enfant continua de se refroidir; il mourut dans la journée, et s'éteignit paisiblement, sans agitation ni phénomènes convulsifs.

Dans ce cas, la mort a été le résultat de l'inanition et de l'asphyxie. Le fait de l'inanition est démontré :

1° Parce que l'enfant ne pouvait teter, et qu'après avoir pris le sein il le quittait en colère faute de pouvoir continuer à en extraire sa nourriture ;

2° Parce qu'il avait maigri et perdu ses forces au point de ne pouvoir plus crier et de n'avoir plus de pouls ;

3° Parce qu'il avait perdu tout pouvoir de faire de la chaleur et qu'il était refroidi de la tête aux pieds.

Quant à l'asphyxie, elle fut la conséquence de l'obstruction nasale jointe à cette disposition singulière de la langue rétrofléchie et portée dans la gorge sur le voile du palais, en servant de soupape au larynx pour empêcher l'air de s'y introduire dans les efforts de l'inspiration.

Obs. II. — *Coryza chronique d'origine strumeuse. Guérison.*

M. R. de L..., âgé de six mois, est né d'une mère un peu délicate, ayant eu des gourmes dans son enfance, et d'un père lymphatique, bien constitué d'ailleurs, ayant eu toute sa jeunesse une blépharite ciliaire, dont j'ai suivi la marche pendant une dizaine d'années.

A l'âge de deux mois, cet enfant a eu la tête et les oreilles couvertes par une éruption d'eczéma : son nez offrait un écoulement purulent formant des croûtes dans les narines et empêchait l'allaitement. Il n'arrivait à pouvoir teter que par suite des soins les plus assidus de personnes qui lui désobstruaient le nez avec de l'eau de guimauve tiède ; sa nutrition souffrait très-visiblement, et il aurait succombé peut-être si on n'avait réussi à le faire boire à la cuiller et à lui faire prendre des crèmes de riz au lait.

Il était encore dans cet état lorsque ses parents le ramenèrent de la campagne à Paris. Il avait alors dix mois, lorsque je lui donnai des soins. Après avoir fait nettoyer la tête et les oreilles, je prescrivis l'alimentation lactée artificielle au verre et à la cuiller ; puis on lavait les narines avec de l'eau de feuilles de noyer ; on lui donnait chaque jour 20 grammes de sirop antiscorbutique.

Un vésicatoire de 2 centimètres fut appliqué au bras et maintenu pendant un mois.

Au bout de ce temps, la tête et les oreilles étaient bien guéries, le coryza amélioré et les narines presque libres : l'enfant pouvait teter assez longtemps sans interruption, mais l'allaitement était suspendu si les narines se remplissaient de muco-pus. Il suffisait alors de presser le nez avec un mouchoir pour essuyer ses ouvertures et l'enfant recommençait à teter. Il avait repris de l'embonpoint et ses forces étaient dans un état satisfaisant. La même médication antistrumeuse fut continuée avec soin pendant deux mois, au bout desquels la guérison était complète.

Obs. III. — *Coryza aigu suffocant. — Fumigations de vapeur d'eau. — Injections de lait. — Alimentation lactée artificielle. — Canules nasales. — Guérison.*

Un garçon, âgé de quinze jours, né de parents sains, bien portant depuis sa naissance, a offert une légère teinte ictérique qui persiste encore aujourd'hui.

Cet enfant tetait bien et son lait lui était profitable, car il avait augmenté de volume; il est malade depuis trois jours; après une sortie du soir par un temps frais, il a été pris de coryza caractérisé par de fréquents éternuments, par la rougeur et le gonflement des narines; il a eu de la peine à avaler; le fond de la gorge, rouge, paraissait enflammé, et il a refusé de teter. Il avait de la fièvre. Des applications de suif et de pommade camphrée ont été faites sur le nez et sur le front. On a employé également un collutoire avec le miel rosat. Du sirop de chicorée a été avalé, et il en est résulté de la lientérie, c'est-à-dire des selles de lait non digéré.

C'est alors que j'ai été mandé, et j'ai vu le petit malade avec le docteur Veyne le 3 avril 1854.

L'enfant, maigre, faiblement ictérique, a les mains et les extrémités froides; le pouls, petit, faible, à 120. Il a cessé d'éternuer et tousse fréquemment. Son nez est rouge à l'extérieur et produit un sifflement muqueux très-prononcé dans l'inspiration. Le fond de la gorge, la luette, les piliers du voile du palais et le pharynx sont très-rouges. La succion du doigt est assez énergique.

Résonnance de la poitrine naturelle. Râles sibilants et muqueux faibles de chaque côté, de haut en bas, et masqués par le bruit de la respiration *nasale*.

L'enfant, qui ne pouvait teter hier, tette mieux aujourd'hui. En le regardant respirer, on s'aperçoit que chaque inspiration entraîne en arrière la lèvre inférieure, qui fait l'office de soupape. Si on abaisse la mâchoire pour faire arriver librement l'air dans la bouche, alors c'est la langue qui est entraînée par le courant inspirateur et dont la pointe relevée dans la bouche vient s'appliquer sur le voile du palais en faisant obstacle à l'entrée de l'air dans le larynx. Il en résulte que le nez, incomplétement obstrué, laisse pénétrer l'air difficilement et avec bruit, et que la bouche, ouverte pour suppléer à la respiration nasale, se ferme à son tour soit par la lèvre inférieure quand la bouche est à demi close, soit par la langue, qui se rejette en arrière quand la cavité buccale est plus ouverte.

En tout cas, l'hématose est matériellement empêchée, et il y a dans cette disposition accidentelle une menace d'asphyxie.

Avec ce coryza, l'enfant a une légère ophthalmie conjonctivale qui date également de deux jours.

Le ventre est souple, indolent; le foie n'a pas augmenté de volume ; les selles sont blanches , caséeuses, légèrement mêlées de mucus jaunâtre. Les fesses et les bourses, rougeâtres, commencent à s'enflammer.

Lotions de lait sur l'œil et dans le nez; fumigations émollientes de vapeur de guimauve. La nourrice et l'enfant mis dans l'atmosphère d'une étuve remplie de vapeur d'eau.

Le 10 avril, je revis l'enfant , et on m'apprit que pendant quelques jours les symptômes s'étaient amendés au point de faire espérer la guérison. L'enfant avait pu teter, et il n'avalait plus sa langue. Depuis deux jours, l'obstruction des fosses nasales a reparu de manière à rendre l'allaitement impossible ; l'enfant a recommencé à avaler sa langue, et, le visage maigre, les extrémités froides, le pouls insensible , il paraissait menacé de mourir et par asphyxie et par inanition, ou du moins par alimentation insuffisante.

Je l'ai trouvé dormant d'un sommeil interrompu , agité , respirant avec peine, la bouche demi-close et la langue aplatie occupant sa place ordinaire. Pendant les mouvements de la respiration, on voit extérieurement la peau du menton qui forme le plancher de la mâchoire inférieure s'élever et s'abaisser au niveau de l'amygdale de manière à produire une dépression considérable dans l'inspiration. C'est ce qu'on pourra imiter en se pinçant les narines et cherchant à respirer bouche close.

Le visage était rougeâtre, cyanosé ; les mains froides , livides ; le pouls insensible.

Eveillé, l'enfant respire en sifflant. On fait sortir du pus de ses narines. Le fond de la bouche est rouge, ainsi que la langue, les gencives et la face interne des joues.

Dans l'inspiration , la langue a de la tendance à être emportée en arrière ; on la voit se relever et se réfléchir à moitié sur elle-même , mais ce mouvement est aujourd'hui peu prononcé. Dans l'expiration , la bouche ouverte, le voile du palais est fortement poussé en avant et fait soupape en sens inverse de la langue ; on voit que la colonne d'air, qui s'engouffre dans l'orifice postérieur des fosses nasales sans pouvoir y pénétrer, chasse devant elle le voile du palais jusqu'à la base de la langue.

L'enfant au sein tette difficilement et avec effort, ses joues se déprimant violemment à chaque mouvement de déglutition , et au bout de deux ou trois minutes il quitte le sein en pleurant; parfois, lorsqu'on lui a désobstrué les narines, il tette plus longtemps. — Fumigations de guimauve trois fois par jour, faites en mettant l'enfant tout entier dans une atmosphère de vapeur d'eau ; application dans les narines de canules d'argent faites par Charrière; injections de lait dans les narines ; faire boire du lait à la cuiller.

Les canules ne restèrent que peu de temps en place. Elles étaient assez bien supportées ; mais les ayant retirées au bout de quelque temps pour ne pas occasionner de fatigue , et voyant que l'enfant pouvait teter et boire avec un peu plus de facilité , je voulus encore essayer la désobstruction pure et simple des narines avec des lotions de lait et des fumigations de vapeur d'eau, réservant l'application des canules pour le cas où l'occlusion des narines se reproduirait : cela ne fut pas nécessaire. Sous l'influence des fumigations de vapeur , des injections lactées et de l'alimentation artificielle, régulièrement pratiquées , la maladie est arrivée à sa période de décroissance , et au bout de huit jours elle avait disparu. L'enfant est resté quelque temps faible et délicat ; puis sa nutrition est devenue plus active, et il n'a pas tardé à prendre un embonpoint considérable.

Dans cette observation de coryza suffocant développé chez un nouveau-né de quinze jours, la maladie a duré de dix-huit à vingt jours, et a produit des phénomènes très - marqués d'alimentation insuffisante et d'asphyxie. Elle était compliquée d'angine et de bronchite; mais c'est l'obstruction des narines qui a joué le principal rôle dans la scène morbide que j'ai eu à combattre. En effet, l'obstacle au passage de l'air dans le nez était si considérable et l'impossibilité de l'allaitement telle, que l'enfant affaibli était tombé dans un état d'anémie et de refroidissement considérables; il dépérissait à vue d'œil. La respiration ne pouvait se faire que par la bouche, et d'une manière très-incomplète; car, dans l'inspiration, la lèvre inférieure et la langue relevée sur elle-même , la pointe en haut et en arrière, étaient entraînées par le courant d'air, de façon que la langue faisait soupape sur l'arrière-gorge. Dans l'expiration, au contraire, c'était le voile du palais qui était poussé en avant par la colonne d'air et venait s'appliquer sur la base de la langue. De toute manière l'hématose était gênée et donnait lieu à un état d'asphyxie très-évident, caractérisé par la cyanose du visage et de l'extrémité des membres. Si le passage de l'air par les fosses nasales ne s'était pas très-rapidement rétabli, l'asphyxie eût continué, et certainement la mort en aurait été la conséquence.

Ces trois observations de coryza infantile sont très-curieuses. L'une d'elles, qui est inscrite sous le n° 2, représente parfaitement l'état de faiblesse et presque d'inanition que M. Rayer a le premier fait connaître dans son mémoire de 1820. Le coryza empêchait la continuité de l'allaitement, forçait l'enfant à quitter et à reprendre le sein, et il finit par amener une altération si profonde de la nutrition, que la mort en eût été la conséquence si des soins appropriés, des lotions fréquentes, la désobstruction continuelle des fosses nasales et l'âge un peu plus avancé de l'enfant n'avaient pu arrêter la marche des accidents.

Dans les deux autres observations, à l'inanition par difficulté ou impossibilité de l'allaitement est venue se joindre l'*asphyxie* produite par la rétroflexion de la langue.

Sur l'enfant de l'observation n° 1 le coryza a occasionné la mort, et dans l'observation n° 3 il s'est dissipé à temps pour ne pas entraîner une terminaison semblable et qui paraissait imminente.

Sur le premier enfant, la maladie s'est déclarée le deuxième jour après la naissance ; chez l'autre, elle est venue au quinzième jour.

Dans le premier cas, le coryza était de nature scrofuleuse ; et dans le second, c'était une maladie inflammatoire étendue en même temps aux muqueuses conjonctive, pharyngée et bronchique. Chez ces enfants, la sécrétion de la muqueuse pituitaire était constituée par du mucus épais, verdâtre, se desséchant à l'entrée des narines et formant des croûtes brunes, obstruant plus ou moins complétement et quelquefois entièrement l'ouverture des fosses nasales ; elle

empêchait de moment à autre le passage de l'air dans le nez, et alors
les mouvements de déglutition devenaient difficiles ou impossibles.

Au sein, les enfants voulaient boire et ne pouvaient y parvenir à
leur gré. D'une part, il leur fallait quitter à chaque moment le
mamelon pour respirer par la bouche, et, de l'autre, après avoir
sucé le lait, ils ne pouvaient l'avaler à cause de l'obstruction des
narines. En effet, le coryza force les enfants d'interrompre souvent
leur repas; il n'empêche pas de teter, comme on l'a dit; il n'ap-
porte aucun obstacle à la succion, mais il empêche le lait entré
dans la bouche de descendre dans le pharynx. La preuve, c'est
qu'en se pinçant le nez entre le pouce et l'index on peut sucer son
doigt; mais lorsqu'on essaye d'avaler la salive contenue dans la
cavité buccale, on sent que la déglutition est impossible. Le mouvement musculaire d'ascension et de descente du pharynx, destiné
à entraîner les liquides dans l'estomac, fait un véritable vide dans
l'arrière-gorge, attire l'air de la trompe d'Eustache, et, outre
l'impossibilité de la déglutition, il en résulte dans l'oreille externe
une sensation douloureuse qui doit être très-pénible pour de très-
jeunes enfants. Un coryza avec obstruction complète et permanente
des narines est l'empêchement le plus sérieux qu'on puisse imagi-
ner, non pas seulement à la succion de l'allaitement, mais à la
déglutition, ce qui est bien plus grave, puisque l'introduction des
aliments dans l'estomac par les voies ordinaires n'est plus possible.

Les faits de cette espèce sont rares, j'en conviens; mais si, dans
le coryza enfantile, il n'y a guère d'obstructions complètes et per-
manentes, il y a du moins des obstructions incomplètes et passagè-
res qui se reproduisent avec la plus grande facilité, et sont presque
aussi dangereuses. Dans l'observation n° 1, l'obstruction était assez
forte pour gêner la déglutition de l'allaitement et même celle des
liquides donnés à la cuiller. L'enfant, soumis à une alimentation
insuffisante, est graduellement tombé dans un état d'algidité, de
faiblesse, d'anémie qui a occasionné la mort. Dans l'observation
n° 3, l'enfant, qui a failli périr, est un instant arrivé à un degré
très-sérieux de faiblesse, d'anémie et d'asphyxie par rétroflexion

linguale. Sur l'enfant de l'observation nº 2, il n'y a eu que de l'amaigrissement et un temps d'arrêt prononcé dans le développement du corps.

Le premier effet du coryza, chez ces enfants, a donc été de troubler la régularité de l'allaitement au profit du besoin de respirer, de gêner les mouvements de déglutition et de rendre l'alimentation insuffisante. Il en est résulté de la faiblesse, de la tendance à se refroidir, de l'anémie et un amaigrissement considérable. Dans cette période, si grave chez l'enfant de l'observation nº 3, et mortelle pour l'enfant de l'observation nº 1, à l'inanition est venu se joindre un phénomène singulier produit par l'aspiration de la langue, je veux parler de la *suffocation* et de l'*asphyxie incomplète due à la rétroflexion de cet organe.*

En effet, sur l'enfant nº 1, lorsque la succion du sein, souvent interrompue par le besoin de respirer, et la gêne de la déglutition eurent produit l'état incomplet d'inanition dont j'ai parlé, la faiblesse était telle, que tous les muscles, y compris ceux des lèvres et de la langue, étaient dans la résolution la plus complète. A chaque respiration, la lèvre inférieure était entraînée en dedans, vers la bouche, et la langue était rétrofléchie dans la cavité buccale par le courant inspirateur. De la sorte, le nez était fermé par des croûtes et une soupape mobile ; la langue, rétrofléchie, venait faire obstacle à l'entrée de l'air dans les poumons.

Sur l'enfant nº 3, au bout de quelques jours des phénomènes à peu près semblables purent être observés. Dès que l'enfant cherchait à dormir, l'inspiration entraînait la lèvre inférieure en arrière, et dès qu'on abaissait le menton pour faciliter l'entrée de l'air, on voyait la langue relevée dans la bouche, la pointe tournée en haut et en arrière sur la voûte palatine, entraînée par le courant inspirateur et formant une soupape opposée à l'entrée de l'air dans la poitrine. Dans l'expiration, au contraire, le voile du palais, fortement poussé en avant par la colonne d'air expirée qui ne pouvait passer par les fosses nasales, faisait une seconde soupape mobile en sens inverse de la première. A ces deux soupapes juxtaposées dans

la bouche, si l'on ajoute l'obstruction des narines, je laisse à penser
le triste état dans lequel était l'hématose. Il était d'ailleurs facile
d'en pouvoir juger par la gêne de la respiration, par la coloration
rougeâtre, cyanosée du visage, par la lividité des mains, le refroidissement du corps et l'insensibilité du pouls.

Cette rare complication du coryza infantile n'a encore été signa-
lée par aucun observateur. Elle est fort grave, car elle ajoute sin-
gulièrement aux dangers de la maladie première, généralement in-
signifiante. Elle réunit l'asphyxie à l'inanition, et si elle n'est pas
victorieusement combattue, elle est très-promptement mortelle.

Sous cette forme, le coryza des nouveau-nés réclame un traite-
ment spécial institué sur des indications particulières que je vais
essayer de faire connaître.

1° Il faut combattre directement ou indirectement, par des
moyens locaux et par des remèdes dits spécifiques, la phlegmasie de
la muqueuse des fosses nasales. Les moyens de cet ordre sont indi-
qués partout et sont connus de tout le monde.

2° Il faut remédier à l'insuffisance de l'allaitement par l'alimentation lactée artificielle à l'aide d'une cuiller. Ici on peut rencon-
trer d'énormes difficultés ; car lorsqu'il existe une forte obstruction
des fosses nasales, la déglutition des liquides introduits dans la
bouche par succion ou par tout autre procédé est rendue presque
impossible.

3° On doit avoir soin de débarrasser très-souvent les narines du
mucus et des croûtes qui s'y trouvent, au moyen de fréquentes injections de lait, et il faut profiter de cet instant pour faire boire
une raisonnable quantité de lait.

4° Si l'enfant, affaibli, anémique et amaigri, offre conjointement
avec l'obstruction nasale une gêne de la respiration produite par la
rétroflexion de la langue dans la cavité buccale, il faut constam-
ment tenir la langue abaissée avec le manche d'une petite cuiller
ou avec une plaque d'ivoire.

5° Il faut enfin, si la vie est compromise par la suffocation, frayer
mécaniquement, comme je l'ai fait, un passage pour l'air à travers

les fosses nasales. C'est le seul moyen qui reste pour éloigner les chances d'une terminaison funeste. On y réussira de la manière la plus simple, en plaçant à demeure dans chaque narine une petite canule d'argent longue de 5 centim., large intérieurement de 2 à 3 millim., un peu recourbée à son extrémité gutturale, et fixée en avant sous la cloison du nez avec celle du côté opposé, au moyen d'un petit fil de soie. De cette façon, l'air passe par les deux canules, et l'enfant, menacé d'inanition et d'asphyxie, peut de nouveau teter et boire. On gagne ainsi du temps juste ce qu'il en faut pour laisser le coryza guérir sous l'influence des moyens locaux ou généraux qui lui sont opposés. Je n'ai employé qu'une seule fois ces canules, sur l'enfant de l'observation n° 3, et elles m'ont paru remplir le but que je m'étais proposé. Elles laissaient passer l'air dans l'arrière-bouche, de manière à faciliter la respiration, les mouvements de succion, de l'allaitement et la déglutition des liquides. Comme je les retirai peu après leur apposition pour ne pas fatiguer l'enfant, en ayant l'intention de les réappliquer, il me parut que la respiration et la déglutition étaient plus faciles. J'attendis donc. Mais la reproduction de l'embarras nasal n'eut pas lieu, et le coryza disparut par degrés sous l'influence des injections et des fumigations émollientes. Si ce fait ne dépose pas d'une manière concluante en faveur du moyen que je propose pour combattre la complication d'asphyxie dans le coryza des nouveau-nés, il ne lui est pas contraire. Le procédé satisfait à la seule indication fournie par l'état du malade, et qui exige la désobstruction efficace des narines. Il est évident, lorsque les moyens ordinaires ont échoué, que les canules sont la seule ressource qui reste à employer.

En résumé, il y a une forme particulière du coryza des nouveaunés dans laquelle peuvent se produire l'inanition et l'asphyxie. Ce coryza, qui est très-rare, est de nature à occasionner la mort.

Le coryza avec obstruction complète des narines n'empêche pas la succion, comme on l'a dit jusqu'à ce jour, mais il rend la déglutition difficile et douloureuse.

Dans sa forme la plus grave, le coryza des nouveau-nés produit l'amaigrissement, la pâleur, la faiblesse, l'anémie et l'algidité de l'inanition.

Quelquefois il produit la suffocation et l'asphyxie , par suite de la gêne apportée à la respiration par la rétroflexion de la langue sur le voile du palais.

Dans ce cas, si les moyens ordinaires de la désobstruction des fosses nasales restaient sans effet, et qu'il y ait danger de mort, il faut placer à demeure dans les narines des canules d'argent qui, en permettant le passage de l'air, faciliteront l'hématose et la déglu-tition.